AF296081

PUBLICATIONS DU JOURNAL DES SCIENCES MÉDICALES DE LILLE.

ÉTUDE DE CLINIQUE THÉRAPEUTIQUE.

APPLICATION DU SALICYLATE DE BISMUTH

AU

TRAITEMENT DE LA FIÈVRE TYPHOÏDE,

Par le Dr Henri DESPLATS,

Professeur de clinique médicale à la Faculté libre de Médecine de Lille,
Médecin de l'hôpital Sainte-Eugénie,
Membre correspondant de la Société médicale des hôpitaux de Paris, de la Société clinique,
de la Société médicale d'émulation, etc.

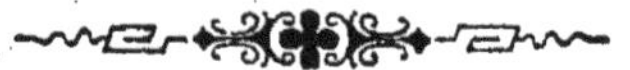

PARIS,
LIBRAIRIE J.-B. BAILLIÈRE ET FILS
19, RUE HAUTEFEUILLE, 19
(près du boulevard Saint-Germain)
1883.

PUBLICATIONS DU JOURNAL DES SCIENCES MÉDICALES DE LILLE

ÉTUDE DE CLINIQUE THÉRAPEUTIQUE.

APPLICATION DU SALICYLATE DE BISMUTH

AU

TRAITEMENT DE LA FIÈVRE TYPHOÏDE.

Par le Dʳ Henri DESPLATS,

Professeur de clinique médicale à la Faculté libre de Médecine de Lille,
Médecin de l'hôpital Sainte-Eugénie,
Membre correspondant de la Société médicale des hôpitaux de Paris, de la Société clinique,
de la Société médicale d'émulation, etc.

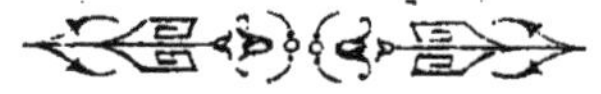

PARIS,

LIBRAIRIE J.-B. BAILLIERE ET FILS
19, RUE HAUTEFEUILLE, 19
(près du boulevard Saint-Germain).

1883.

INTRODUCTION.

Le présent travail a été communiqué, par mon ami M. Huchard, à la *Société de Thérapeutique* (1), où il a soulevé quelques contestations; comme je ne puis être indifférent à l'opinion que mes maîtres ou mes anciens collègues ont de mes travaux, je crois devoir répondre, en quelques mots, aux observations, très courtoises du reste, présentées par MM. C. Paul, Dujardin-Beaumetz, Moutard-Martin et Gueneau de Mussy.

A M. C. Paul je dirai que je n'ai jamais dissimulé les difficultés d'administration de l'acide phénique et que, par conséquent, il n'est pas étonnant que je lui cherche des succédanés. N'est-il pas très heureux qu'on ait substitué, depuis longtemps, les sels de quinine au quinquina, et, plus récemment, le salicylate de soude à l'acide salicylique?

A M. Dujardin-Beaumetz assurant « qu'il est impossible, par quelque moyen que ce soit, de juguler la fièvre typhoïde », je demanderai si ce n'est pas trop s'avancer que de soutenir cette thèse. Jusqu'ici, il est vrai, nous ne connaissons aucun moyen sûr d'obtenir ce résultat, mais rien ne nous interdit de l'espérer et de le chercher. Les sels de quinine guérissent les fièvres

____

(1) Séance du 23 mai.

intermittentes et toutes les formes d'infection palustre, pourquoi un autre agent ne guérirait-il pas la fièvre typhoïde ?

Quant à M. Moutard-Martin, qui s'étonne de mon peu d'enthousiasme malgré les résultats surprenants que je publie, je lui dirai : Il faut se garder de l'enthousiasme dans les recherches scientifiques et se souvenir du sage avertissement que nous donne Hippocrate dans son premier aphorisme : *experientia fallax*. C'est pour cela que, dans la crainte de me tromper, j'en appelle à l'expérience de mes confrères.

M. Gueneau de Mussy serait tenté de considérer comme des cas de typhus abortif ceux que le salicylate de bismuth semble avoir abrégés. Je me garderais de contredire, parce que nous n'avons, jusqu'ici, aucun moyen de distinguer le typhus abortif ; cependant je ferai remarquer, comme du reste l'a fait M. Huchard, que mes observations ont été prises en pleine épidémie, et que la proportion de onze cas de typhus abortif sur vingt est un peu forte.

APPLICATION DU SALICYLATE DE BISMUTH

AU

TRAITEMENT DE LA FIÈVRE TYPHOÏDE.

Dans des publications précédentes (1), j'ai étudié l'action antipyrétique de divers composés de la série aromatique

---

(1) *Liste de mes publications sur les composés de la série aromatique appliqués au traitement des maladies fébriles :*

1° De l'acide phénique considéré comme agent antipyrétique ; 1er mémoire lu à l'Acad. de Méd. le 8 sept. 1880.

2° Idem ; 2e mémoire communiqué le 30 nov. (*Gaz. hebd.* et *Journal des Sc. méd de Lille*).

3° Acide phénique et bains froids ; réponse à M. Glénard (*Journal des Sc. méd.*, 1881).

4° Lavages phéniqués intra-utérins (Ibid., 1881).

5° De l'acide phénique appliqué au traitement de la fièvre ; réponse à M. Raymond (*Gaz. méd. de Paris* et *Journal des Sc. méd.*, 1881).

6° Salicylate de soude et albuminurie (*Journal des Sc. méd.*, 1882).

7° Action comparée de l'acide phénique , du salicylate de soude et de la résorcine ; mémoire présenté à la Société médic. des hôpitaux (*Union méd.* et *Journal des Sc. méd*, 1882).

8° Traitement de la fièvre typhoïde par l'acide phénique (*Bull. de Thérap.*, 1882).

Travaux de mes élèves :

De l'action de l'acide phénique sur les fébricitants, Dr Van Oye. Paris, 1881.
Traitement de la fièvre typhoïde par l'acide phénique, Dr Maquart. Lille, 1882.
Salicylate de soude, Dr Bels. Lille, 1882.

(acide phénique, acide salicylique, salicylate de soude, résorcine). J'ai démontré d'abord :

1° Que ces divers agents ont une action sur la température et les autres éléments de la fièvre, quelle que soit la nature et la cause de la fièvre, (fièvre typhoïde, fièvre puerpérale, variole, fièvre intermittente, érysipèle, rhumatisme, pneumonie, etc.)

2° Que cette action est *sûre* et *prompte* pourvu que le médicament soit administré à doses suffisantes.

3° Qu'elle est *courte* à cause de l'élimination rapide.

Après avoir étudié l'action, je me suis occupé des accidents que ces agents ont été accusés de provoquer (collapsus, convulsions, albuminurie, mélanurie, etc) et j'ai établi :

a. — Qu'ils ne causent pas, comme on les en avait accusés, de congestions pulmonaires ;

b. — Qu'ils ne causent pas de lésions rénales et peuvent même être administrés, sans crainte, lorsqu'il y a albuminurie.

c. — Qu'ils peuvent, *administrés sans mesure*, provoquer un collapsus, mais que ce collapsus est rare et n'est pas dangereux.

d. — Que dans certains cas *très rares*, à la suite de doses énormes, il s'est produit des convulsions, mais que leur terminaison n'a jamais été funeste.

Dans des publications plus récentes, après plusieurs années d'essais, j'ai fait connaître les résultats que m'a donnés la médication phéniquée, appliquée au traitement de la fièvre typhoïde. Ainsi que je l'ai écrit ces résultats ne sont pas merveilleux , mais il m'ont paru encourageants et dignes d'être connus (1). Je suis surpris que certains médecins des hôpitaux

---

(1) **Sur un total de 51 malades, choisis parmi les plus graves, j'ai eu 5 décès, ce qui fait une mortalité de 9.8 %. Il ne s'agit pas en effet de malades quelconques , mais de sujets qui avaient vécu dans de mauvaises conditions hygiéniques et qui, pour la plupart, étaient arrivés à une période avancée de leur maladie.**

et des membres de l'Académie aient sévèrement condamné cette médication sans la connaître. Proposer une médi-cation nouvelle est une chose grave ; la condamner ne l'est pas moins ; puisque dans un cas on peut exposer les malades à des entreprises dangereuses, tandis que dans l'autre on peut les priver de précieuses ressources, quelquefois du salut. C'est après de patientes et impartiales études que j'ai affirmé, c'est après un sérieux et sincère contrôle que j'insiste, j'ai le droit, me semble-t-il de demander leurs preuves à ceux qui condamnent.

Aujourd'hui je ne veux pas répéter ce que j'ai déjà dit plusieurs fois sur les résultats que donne l'acide phénique appliqué au traitement de la fièvre typhoïde. Je me borne à dire que je n'ai rien à modifier à mes anciennes conclusions. Le but de ce travail est de faire connaître l'action du SALICYLATE DE BISMUTH.

Effets produits par le salicylate de bismuth sur les typhiques. — L'acide phénique fut d'abord administré comme antiseptique et c'est par hasard, que je découvris son action anti-pyrétique. Son administration régulière et fréquente offrait de réelles difficultés : par la bouche certains malades le refusaient à cause de son goût, par le rectum il était mieux accepté, mais il y avait encore des résistances. S'il avait l'avantage d'agir d'une manière sûre et prompte il avait aussi l'inconvé-nient d'avoir une action courte qui ne dépassait pas dans les cas graves, 2 à 3 heures ; sous ce rapport il était tout à fait comparable aux bains froids. J'essayai d'abord, mais sans succès, de l'associer au sulfate de quinine pour prolonger son action. Plus tard, pour remédier aux deux inconvénients signalés, je remplaçai l'acide phénique par des composés de la même série (résorcine, salicylate de soude). Les effets furent à peu près les mêmes, peut-être moins constants et moins prolongés.

La courte durée de l'action me parut attribuable à l'élimination très rapide par les urines. Je résolus alors de trouver un composé dont l'absorption et l'élimination fussent moins promptes. Il me fut fourni par M. Schlumberger sous la forme du salicylate de bismuth (1).

J'ai administré ce médicament à 20 typhiques, que j'ai suivis avec soin. Je vais faire connaître les résultats obtenus (2).

---

(1) Le salicylate de bismuth, que m'a fourni, à plusieurs reprises, M. Schlumberger, contient 2/3 d'acide salicylique et 1/3 de bismuth. Quelque soin qu'on ait pris de le purifier, il a toujours conservé en outre un excès de 3 ou 4 $^0/_0$ d'acide salicylique, de sorte que sa composition vraie est : acide salicylique 100 pour 147 de salicylate de bismuth.

(2) J'avais commencé depuis plusieurs mois mes expériences lorsqu'on me signala dans le *Journal de Pharmacie et Chimie* (avril et mai 1882) un intéressant travail de M. le prof. Vulpian. C'est le seul que je connaisse. En voici le résumé : (*)

En entreprenant ses expériences, M. Vulpian avait pour but de rechercher si le poison typhique ne peut pas être neutralisé dans l'intestin. Il avait écarté le salicylate de soude à cause de sa rapide absorption et de sa faible action sur les ferments organisés, et adopté le salicylate de bismuth à cause de son absorption lente et de son action énergique sur les ferments.

La dose quotidienne, administrée par M. Rathery fut de 6 gr.; plus tard M. Vulpian la porta à 12, donnés en six fois, de 10 h. du matin à 8 h. du soir.

Action. — L'abaissement de la température dépassa presque toujours 1^0 centigr.; il fut plusieurs fois de 2^0 et atteignit même 3^0. La température ne baissait pas très rapidement ; elle était souvent semblable le soir à c lle du matin ; dans quelques cas elle était plus basse. Le lendemain du jour où le salicylate avait été pris pour la première fois, il y avait un abaissement beaucoup plus marqué que celui de la veille à la même heure, puis la température baissait encore plus le lendemain et le surlendemain, et descendait, dans ce laps de temps, de 1^0 1/2, de 2^0 ou de 3^0 centigrades.

Après l'ingestion de trois ou quatre doses de salicylate (doses de 2 gr.), le malade était pris presque toujours de sueurs considérables.

Lorsque la température avait notablement baissé, l'état général paraissait offrir une réelle amélioration. Le malade était moins abattu ; il parlait plus volontiers ; parfois il y avait comme un réveil du sentiment de la faim.

ACCIDENTS — *Epistaxis* et *hémorrhagies intestinales.* — Elles furent constatées chez plusieurs malades. L'un d'eux avait eu une forte épistaxis avant le début du traitement.

Dyspnée. — Elle fut notée chez trois malades. Il est vrai que l'un avait une

---

(*) Depuis l'impression de ce travail, on m'a signalé une thèse de M. Rabeau (22 nov. 1882). Je n'ai, malheureusement, pu me la procurer.

L'administration fut toujours facile, le salicylate de bismuth ayant un goût beaucoup moins prononcé que le salicylate de soude, à cause de son peu de solubilité. Je l'ai donné, soit en paquets dans du pain azyme soit dans du sirop de gomme, légèrement aromatisé. Les doses ont été 1 ou 2 gr. suivant les cas et j'ai donné par jour de 5 à 10 gr.

Chez un très petit nombre de malades j'ai dû, pour le faire tolérer par l'estomac, donner immédiatement après chaque dose, un peu d'eau de Seltz. J'ai toujours soin, du reste, de faire boire après chaque prise une quantité plus ou moins considérable de liquide.

Les effets obtenus sont de deux sortes et je crois utile de les étudier séparément : il y a d'abord les effets immédiats, observés dans presque tous les cas, quelle que fût la gravité de la maladie et quelle qu'en ait été la terminaison ; il y a ensuite les effets éloignés qui m'ont paru, dans plusieurs cas, très remarquables on verra même s'il ne méritent pas le nom d'abortifs.

1. — *Effets immédiats produits par l'administration du salicylate de bismuth.* — Les effets immédiats sont comparables, lorsque la dose est suffisante, à ceux que produisent

---

laryngite très manifeste et qu'un autre avait eu une épistaxis pour laquelle on avait pratiqué le tamponnement. Après l'enlèvement des tampons les voies nasales n'étaient pas complètement perméables.

Délire. — Il n'y a pas eu plus de délire que dans les cas ordinaires.

Ouïe. — Les troubles de ce sens ne peuvent être attribués au salicylisme.

Sur sept malades traités par le salicylate de bismuth, deux succombèrent. M. Vulpian assure qu'au moment de leur entrée ils avaient paru voués à une mort certaine.

Urines. — Elles présentaient le lendemain la réaction propre à l'acide salicylique.

Albuminurie. — Ne fut modifiée ni en bien ni en mal.

Selles. — Elles furent presque toujours diminuées, quelquefois il y eut même constipation.

En somme, abaissement de la température et amélioration des phénomènes généraux. Pour un malade l'évolution parut interrompue (M. Vulpian le donne comme douteux).

l'acide phénique, la résorcine ou le salicylate de soude. Pour le constater il suffit de ne point quitter le malade et de suivre les variations de sa température. C'est à tort en effet que M. Vulpian a dit : « *la température ne baissait pas très rapidement*; elle était souvent semblable le soir à celle du matin; dans quelques cas elle était plus basse. » La première partie de la proposition est inexacte, ainsi que je vais le montrer en citant quelques exemples ; quant aux alternatives de la seconde elles trouvent leur explication dans l'abaissement produit par le salicylate peu après son administration.

OBS. Ire. — Calleaud Henri, tisserand. Entré le 29 juillet 82. Il était malade depuis 15 jours et le 31 il avait, le soir 40°4.

Le 1er *août*	à 2 h.,	39°2. — 1 gr. salic. de bismuth.
	à 3 h.,	38°5
	à 4 h. 1/2,	38°
Le 2 *août*	midi	39°2. — 1 gr. salic. de bismuth.
	1 h.,	38°4
	3 h.,	37°7. — 1 gr. id.
	5 h.,	37°7

OBS. II. — De Bœver, Elisa, 24 ans, dévideuse. Entrée le 5 août 82. — Malade depuis 8 jours. — Je lui prescrivis d'abord 3 gr. de salicylate par paquets de 1 gr. Les effets furent peu prononcées, cependant le thermomètre les accusa ; plus tard je donnais 6 gr. par paquets de 2 gr. ils furent très apparents.

6 *août*	12 h.,	40° . — 1 gr. salic. de bismuth.
	1 h.,	39°4
	2 h.,	39°4
	3 h.,	40°3 id.
	4 h.,	40°1 id.
	5 h.,	39°7
	6 h.,	39°8
9 *août*	11 h.,	39°3. — 2 gr. salic. de bismuth.
	12 h.,	39°
	2 h.,	38°5
	5 h.,	38°7 id.
	6 h.,	37°9

Obs. III. — Parent Adolphe, 24 ans. Entré le 19 août.

22. —	midi	39°5. —	2 gr. salic. de bismuth.
	1 h.,	39°2	
	2 h.,	39°	id.
	4 h.,	38°5	
	5 h.,	33°5	id.
	6 h.,	38°2	

Inutile de produire d'autres exemples. J'en pourrais citer plusieurs, absolument semblables, qui n'ajouteraient rien à la démonstration. L'effet immédiat ne manque jamais, quand la dose du médicament est suffisante. Si on ne l'a pas remarqué jusqu'ici cela tient à ce qu'on ne l'a pas recherché.

Comme après l'administration de l'acide phénique les grands abaissements s'accompagnent d'une hypérémie très prononcée de la face et d'abondantes sueurs.

Lorsque l'abaissement est obtenu, tous les phénomènes habituels de la fièvre sont amendés et le malade accuse un bien être relatif.

Le salicylate de bismuth produit immédiatement des abaissements moindres que l'acide phénique ; ausi n'ai-je noté que rarement ces ascensions brusques, accompagnées d'un violent frisson, si communes lorsqu'on use de la médication phéniquée.

2. — *Action produite sur l'ensemble de la courbe.* — Outre ces effets immédiats le salicylate de bismuth a une action incontestable sur l'ensemble de la courbe ; ainsi que l'avait déjà signalé M. Vulpian, la chute du matin est plus profonde, même lorsque le malade n'a pas pris de salicylate pendant la nuit. Plusieurs fois même j'ai remarqué que la température continuait à baisser pendant la matinée, quoique le malade n'eut pris aucun médicament. Je me demande si ces effets tardifs ne tiennent pas à ce que l'absorption du salicylate de bismuth, qui de sa nature est très peu soluble,

est rendu plus facile dans une partie de son trajet à travers le canal intestinal. Quelquefois au lieu d'un abaissement de température coïncidant avec lui, j'ai noté des poussées de sueur, très abondantes, survenant pendant la matinée, long-temps après la dernière dose de salicylate. Ce fait confirme, me semble-t-il, l'hypothèse de l'absorption tardive.

II. — *Effets éloignés du salicylate de bismuth.* — Il est intéressant sans doute de constater que le salicylate de bis-muth abaisse la température des typhiques et, qu'en même temps, les divers phénomènes fébriles s'amendent ; mais cela ne suffit pas, l'important est de savoir quelle action cet agent, régulièrement administré, exerce sur l'évolution et la termi-naison de la maladie.

Vingt cas ne suffisent pas pour tirer des conclusions géné-rales ; ils peuvent permettre cependant, s'ils ont été réguliè-rement suivis, de signaler des résultats importants. C'est ce que je vais faire.

Ces cas traités se divisent en trois groupes : le premier comprend les malades dont la fièvre typhoïde a été arrêtée. On peut dire que le traitement par le salicylate a eu une action abortive ; le second comprend les malades dont la fièvre typhoïde a eu une allure plus bénigne ; on peut dire que le salicylate a eu une action modératrice ; le troisième comprend les cas rebelles au traitement, qu'ils se soient terminés par la mort ou que l'allure générale de la maladie n'ait pas été modifiée. Je vais étudier successivement les malades de ces divers groupes.

A. — *Cas dans lesquels le salicylate a eu une action abor-tive.* — Déjà M. Vulpian, sur les sept malades auxquels il avait administré le salicylate de bismuth, en avait signalé un dont la fièvre, grave en apparence, dès le début, s'était arrêtée le cinquième jour. Il avait hésité à attribuer cet effet au mé-dicament, parce que les taches rosées avait manqué et que le fait était unique. Il n'en sera pas ainsi pour moi, car j'ai plusieurs faits et dans aucun les taches rosées n'ont fait défaut. Avant toute discussion, je vais donner un résumé des observations.

Obs. Ire. — Elisa de Bœver, 24 ans, dévideuse. — Entrée le 5 août. — Elle avait cessé son travail depuis huit jours. Céphalalgie, insomnie, anorexie. Ventre ballonné, gargouillement dans la fosse iliaque, taches rosées lenticulaires, obscurité du murmure vésiculaire aux deux bases. Râles sibilants disséminés. A 4 h. 1/2, 40°1. Pouls 104. — Dicrotisme très marqué.

6 *août*. — Matin 39°, mauvaise nuit, hallucinations. Délire. 12 h., 40°. — On donne 3 gr. de salicylate de bismuth en trois doses. Soir 39°8.

7 *août*. — Mauvaise nuit. Délire bruyant. T. **39°9**, on donne encore 3 gr. de salicylate. — Soir, **39°8**.

8 *août*. — Nuit moins mauvaise. — 39°. — 6 gr. de salicylate à prendre en trois fois. — Pendant la journée, l'abaissement de la température est plus prononcé que les jours précédents. — Soir, **39°5**.

9 *août*. — Bonne nuit, 38°2. — Pouls toujours dicrot, mais moins fréquent, 84 puls. *Taches très abondantes*.

11 h., 39°3. — 2 gr. salic. de bismuth.
12 h., 39°
 2 h., 38°5
 5 h., 38°7   id.
 6 h., 37°9

10 *août*. — Bonne nuit. Temp. 38°. — Soir 38°7. — On continue le traitement.

11 *août*. — Bonne nuit, pas de garde-robes depuis plusieurs jours, 8 h., 39°4. — On prescrit un lavement et la continuation du salicylate, 10 h., 39°2.

5 h., sueurs très abondantes. — Bien être 36°2. (La température fut prise deux fois avec des thermomètres différents).

12 *août*. — Convalescence   8 h..   37°
                             2 h.,   36°8
                             3 h.,   36°7
                             4 h.,   36°5
                             8 h.,   38°7

On donne dans la journée 2 gr. de salicylate.

13 *août*. — Etat excellent. — Appétit. — On supprime le traitement. M. — 37°. — S. 37°1.

14 *août*. — Matin, 36°5. — Guérison.

Jusqu'au 25, la malade présenta des traces de taches rosées, mais elle n'eut plus de fièvre ni aucun autre phénomène morbide.

Cinq jours avaient suffi pour faire passer cette malade d'un état relativement grave à la convalescence. Sa maladie dura en tout *13* jours.

Obs. II. — Kelner, Alphonse. — 10 ans. — Entré le 18 août, alité depuis 5 jours, mais il était souffrant auparavant, fièvre insomnie, céphalagie, diarrhée, grande sensibilité dans le ventre. *Pas de taches,*

19 *août*. — Aspect typhique des plus prononcés. Depuis la veille la temp. dépasse 40°. — 28 resp. — 112 pul. — 4 gr. salicylate de bismuth, lait, bouillon, malaga. — M. 40°3. — S. 40°5.

20 *août*. — A pris, toutes les trois heures, 1 gr. de salic. de bismuth. La température n'a pas été sensiblement modifiée hier. Ce matin il a pris 1 gr. à 5 h. 1/2. La température est à 39°5. Diarrhée diminuée. — Etat général toujours grave. — Même traitement.

21 *août*. — A mal pris son salicylate. Douleurs vives dans le ventre. — 10 selles pendant la nuit. T. 40°2. P. 120. R. 36. Pendant la journée on parvient à faire prendre le salicylate dans du sirop gomme. S. 40°.

22 *août*. — Un peu d'amélioration. — Température moins élevée. — *Taches rosées*. M. 39°6. — S. 39°4.

23 *août*. — Bonne nuit. M. 38°5. — S. 39°5.

24 *août*. — Le mieux continue. M. 38°7. — S. 38°6. — On continu le salicylate. — Les températures du matin et du soir n'indiquent pas les poin's extrêmes. Ainsi vers dix heures 1/2, une heure après l'administration du salicylate, on note 36°8.

25 *août*. — L'état général est sensiblement meilleur. L'enfant pleure pour que l'on lui donne à manger. M. 38°3.—P. 90. — R. 28. S. 38°5. — *Les taches rosées persistent.*

26 *août*. — M. 37°9. S. 37°3. — L'état général est bon, cependant, malgré l'abaissement de la température, le malade a encore un aspect typhique assez prononcé.

27 *août*. — M. 37°3. On suspend le salicylate. S. 38°5.

Le 28 et le 29, on rend 2 gr. de salicylate et le 30, l'enfant a l'aspect d'un convalescent et mange une cotelette.

Ce fait n'est pas moins remarquable que le précédent. Rien ne manquait à cet enfant des symptômes qui caractérisent la fièvre typhoïde et même elle s'annonçait comme devant être grave, cependant, après quatre jours de traitement, les symptômes s'amendaient et au bout de sept jours commençait la convalescence. Il y avait encore, comme dans le cas précédent des taches rosées. — A cause de la misère de ses parents, cet enfant fut gardé assez longtemps dans les salles. Il n'eut pas de rechûte.

Obs. III. — Calleaud, Henri. — 51 ans, tisserand, a cessé son travail depuis 15 jours. — Alité depuis 9 jours. Langue sèche, balonnement du ventre, gargouillement et un peu de sensibilité dans la fosse iliaque. — *Quelques taches rosées.* — Diarrhée, anorexie, soif intense.

Pas de ciphalalgie, insomnie, révasseries.

Entré le 30 juillet, il avait le soir 40°4.

31. — Le lendemain. — 3 gr. salicylate de bismuth. — Soir. 39°8.

1er *août*. — Bonne nuit. — M. 38°. — Pendant la journée il avait atteint 39°2.

2 *août*. — M. 37°5 à midi 39°2 S. 37°7.

3 *août*. — M. 37°6 2 h. 38°6 S. 35°5.

4 *août*. — M. 37°4 maximun 37°5 S. 37°3.

Pas d'élévation pendant les jours précédents. A partir du 5 le malade se levait.

Ce cas là fut très bénin. Je ne crois pas que le traitement ait été étranger à la chute rapide de la température et à l'établissement de la convalescence.

Le fait suivant est très analogue et mérite aussi d'être signalé.

Obs. IV. — Jonnard, Charles, 34 ans, journalier. Entré le 11 septembre 82.

Début brusque par un frisson pendant la nuit du 4 au 5. — Depuis fièvre, céphalalgie, insomnie, ni toux ni point de côté. Constipation. Pour la première fois épistaxis hier. — Au moment de l'entrée 40°.

12 *sept.* — M. 39°4. P. 72. — R 28. — *Quelques taches rosées sur l'abdomen et sur la poitrine.* Râles sibilants, langue saburrale, léger nuage d'albumine, eau de sedlitz et 4 gr. salicylate de bismuth, six garde-robes. — S. 40°5.

13 *sept.* — M. T. 40° P. 92. R. 20. — 8 gr. sal. de bismuth. S. 39°2.

14 *sept.* — T. 39°7. P. 60. R. 20. — 10 gr. sal. de bismuth. S. 39°2.

15 *sept.* — T. 38°1. P. 68. R. 16. — Bien être. — Urines encore albumineuses. S. T. 38°2. P. 63. R. 16. — 4 g.. de salic. seulement.

16 *sept.* — T. 37°5. P. 60. R. 16. — Etat très satisfaisant. S. T. 38°5. P. 56. R. 14. — 4 gr. salic. de bismuth.

17 *sept.* — M. 37°. S. 37°. — Nuit et journée excellentes, on ne donne plus de salicylate.

18 *sept.* — T. 36°5. P. 48. R. 10. !

Le malade se trouve très bien et insiste pour avoir à manger. — Ses urines ne contiennent plus d'albumine. Il sort le 23, sur sa demande.

Quoique ce malade ait présenté presque tous les symptômes de la fièvre typhoïde, il me reste encore quelques doutes sur le diagnostic. — Au début la maladie s'annonçait comme devant être grave. Dès le 4e jour la température ne dépassait pas 38°4 et tous les symptômes étaient amendés:

Obs. V. — Létinoir Ferdinand, 13 ans, imprimeur, entré le 30 septembre.

Il était souffrant depuis quelques jours lorsqu'il s'alita le 24.

Depuis il a toujours eu la fièvre accompagnée de tous les symptômès caractéristiques de la fièvre typhoïde. Au moment de l'entrée abattement profond. Temp. 40°.

1ᵉʳ *Octobre.* — T. 40° 104 puls. 24 resp. — Ventre ballonné, sensible dans la fosse iliaque droite. *Deux taches rosées* au derrière du creux épigastrique. — Quelques pétéchies, 4 gr. salicylate sueurs abondantes aprés le salicylat S. 38°.

2 *Oct* — T. 38° 5. P. 110. — R. 20. continuer le salicylate. Soir 39°.

3.— Journée et nuit bonnes. — Les taches rosées persistent. Les pétéchies ont beaucoup pâli. — Urines albumineuses. T. 38°5 6°96. R. 24.

Pendant la journée, sans cause connue, malgré le salicylate, accès de fièvre intense. — A 5 h. 1/2 40°5.

4. — Nouvelles taches rosées ventre plus ballonnement T. 38 3. — P. 116 R. 24.

Pendant la journée nouvel accès moins fort que celui de la veille. Temp. maximum 40°2, à 2 h. soir, 39°1.

5. — T 38°8. — P. 92. — R. 24. — Taches plus nombreuses. Temp. maximum pendant la journée 39°5, soir 39°.

6. — T. 38°2. — P. 108. — R. 24. — Ventre moins ballonné. Soir 40°2.

7. — T. 38°5.— P. 88. — R. 24. — On prescrit 6 gr. de salicylate. A partir de ce moment la température tombe au dessous de 38° et oscille entre ce chiffre et 37. La convalescence commence le 12 et se poursuit sans accident.

Je donne très sommairement les quatre observations suivantes parce qu'elles ne présentent rien de particulier que la rapidité de la guérison. Je crois devoir dire, du reste, que ces cas ne paraissaient pas graves.

Obs. VI. — Deghiquer Marie, 4 ans. — Entrée le 13 octobre. Il y a eu 4 typhiques gravement atteints dans sa famille. Elle est prise depuis quelques jours : Aspect typhoïde. — Ventre ballonné, diarrhée, taches rosées. — Le lendemain de son entrée on lui donne 2 gr. de salicylate par jour.

13. Soir. — T. 39°2, difficile à prendre.
14. Mat. —38°2. — S. 39°3 ;
15. M.   — 38°2. — S. 39°6 ;
16. M.   — 37° dans le rectum. S. 38°2 ;
17. M.   — 37°. — S. 35°8.
18. M.   — 37°5. — S. 37°5 .
19. M.   — 37°4. —   — convalescence.

Obs. VII. — Schauflaer Edmond, 8 ans. —Entré le 31 octobre.
— Peu de renseignements. — Aspect typhique, langue fébrile. —
Ventre ballonné. — plusieurs taches rosées. — 40°1.

1er Novemb. M. — 39°3 gr. salicylate. — S. 39°5 ;
2   —   M. — 39°2 p. 120 S. 39° ;
3.   —   M. — 39°.   S. 39°3 ;
4.   — · M. — 38°5.   S. 38°5 ;
5.   —   M. — 38°   S. 38°2 ;
6.   — · M. — 36°6   S. 38°5 ;
7.   —   M. — 37°   S. 37°4 .

A partir de ce jour il n'y a plus de fièvre ni aucun phénomène
fébrile.

Obs. VIII. — Broché Marie, 43 ans. —Entrée le 9 octobre, souf-
frante depuis trois semaines. — Alitée depuis huit jours. Langue
saburrale. — Ventre ballonné. — Sensibilité daus la fosse iliaque.
— *Taches rosées assez nombreuses.* — Abattement modéré.

10.   —   M. 39° 5 gr. salicylate S. 38° ,
11.   —   M. 39°1   id.   S. 38°3 ;
12. · —   M. 38°5   id.   S. 38° ;
13.   —   M. 37°5   id.   S. 38° ;
14.   —   M. 37°4   id.   S. 37°8 ;
15.   —   M. 37°1 .

A partir de ce moment la malade est en convalescence.

Obs. IX. — Vandrepandal Eugène, 8 ans. — Entré le 29 septembre. Cet enfant habite une maison dans laquelle il y a eu plusieurs
typhiques. Depuis plusieurs jours il a de la fièvre, de la céphalalgie
et pas d'appétit.

30 Septemb. — M. 39°9 P. 128 S. 40°4. — Insomnie, rêvas-
series, 4 gr. salicylate de bismuth ;
1 . M. 39°8 P. 132 R. 40° S. 38°6 ;
2 . M. 39°6 P. 112 R. 36. 38°
3 . M 37°8 P. 100 R. 20. S 27°. État satis-
[faisant.]
4 . M. 37°2 P. 96 R. 20.

On supprime tout traitement et l'enfant est en convalescence.

S'il n'y avait que les quatre faits qui précèdent ils ne paraî-
traient pas suffisants pour démontrer l'action abortive du salicylate de bismuth, mais ils prennent leur signification lorsqu'on les rapproche de ceux qne j'ai cités d'abord et de ceux
que je vais ajouter. Ce sont deux cas de fièvre typhoïde à
rechute, traités tous deux et arrêtés chaque fois par le salicylate de bismuth. — Je crois devoir les publier avec quelques
détails.

Obs. X. — Parent Adolphe, 24 ans. — Entré le 19 août. — Ce
malade avait cessé son travail depuis le 11, mais ne s'était pas alité.
Il se plaignait d'une grande fatigue, d'une perte complète d'appétit
et de diarrhée au moment de l'entrée, prostration, gargouillement dans
la fosse iliaque, râles sibilants, temp. 40°.

20 Août. — Six selles pendant la nuit 40°. Je prescris 6 gr. de
salicylate de bismuth en trois doses. Après chaque dose de salicylate
la température baisse de quelques dixièmes, cependant à 5 h. le
thermomètre marque 40°3, deux selles pendant la journée.

21. — T. 39°6 P. 96. — Six selles la nuit, cependant le malade se
trouve bien. — *Quelques taches rosées.* — Continuer le salicylate. —
Soir 40°.

22. — Bonne nuit. Deux selles. Il n'en avait pas eu dans la journée. — A 7 h. 1/2 39°6. — Soir 38°2.

23. — M. T. 38°1. P. 88. — État satisfaisant, appétit. S. 38°4.

24. — M. 37°9. — État excellent S. 37°8. Maximum pendant la
journée 38°5.

25. — M. 37°6. — On supprime le traitement. Le malade se lève.
S. 37°6. *Il y a encore des taches.*

26, 27, 28. — La convalescence continue sans accident.

RECHUTE. — La température prise pour la dernière fois le 31 était à 36°8. — Depuis ce jour le malade était à la vie et au régime communs.

3 Septembre. — Un peu de malaise. — Soir 38°2.

4.   —   — Un purgatif à cause de la constipation.

5.   M. 39°8. — Pas de phénomènes généraux bien marqués. Je prescris 6 gr. de salicylate. — Soir. — 40°2.

6 Septembre. M. 39°1. P. 112. R. 28. 8 gr. salicylate Soir 40°1.

7   —   M. 40°2 Statu quo. — 10 g. sal'cylate. Soir 89°5.

8   —   M. 38°4 P. 112 R. 24

Une épistaxis, langue rouge. *Quelques taches rosées*. Pas de phénomènes de salicylisme. — continuer 10 gr, de salicylate. — A 7 h. du soir 39°2. C'est le maximum.

9. — M. 37°6. P. 96 R. 20.

Le malade a un peu rêvassé la nuit ; cependant il se trouve bien. Pas de garde-robes. *Quelques nouvelles taches*. Il sue quoiqu'il n'ait pas encore pris de salicylate, à 9 h. 37°1. Jusqu'à 4 h. il ne prend pas de salicylate, aussi, à cette heure la température est à 39°5.

10. — Sueurs assez abondantes, quoique la dernière dose ait été prise à minuit. M. 37°2 3 h. 38°2 6 h. 38°5 18 gr. de salicylate pendant la journée. — Pas de salicylisme.

11. — Un peu de dépression. — Très léger subdelirium. — Langue humide, lèvres sèches, à 8 h. 37°, à 10 h. 36°5 P. 88 R. 18. On ne donne pas de salicylate et à 5 h. 40° P. 108, R. 24. A partir de 6 h. il prend 4 gr. de salicylate.

12. — Abattement assez grand, T. 38°7 P. 80 R. 16. On ne donne plus que des paquets de 1 gr.. à 6 h. 38°7 ; maximum de la journée, à 4 h. 40°2.

13 — A 8 h. T. 37°1 P. 76 R. 20 ;

— A 10 h. 37°8 P. 76 R. 16.

On continue à donner des paquets de 1 gr. Soir 39°

14. — M. 37°5, soir 37°6. — Maximum de la journée : 38°2.

A partir du 15 la température atteint exceptionnellement 38°.

A partir du 17 il ne prend plus de salicylate.

Le 24 il sort guéri.

— Incontestablement ce malade a eu sous nos yeux, successivement, deux fièvres typhoïdes. La première fois il fut mis en traitement le 20 et apyrétique le 25. Depuis deux jours déjà la fièvre était notablement diminuée.

La seconde fois je commençai le traitement le 6 ; le 13 la fièvre était tombée, mais depuis le 9 déjà elle était notablement amendée.

Obs. XI. — Brassart Marie, 21 ans, entrée le 12 octobre. Cette malade est nourrice et présente tous les signes d'une fièvre typhoïde à la période d'état : Aspect typhique des plus prononcés, ballonnement du ventre. *Taches rosées*, surdité. — On ne peut obtenir d'elle de renseignements.

Au moment de l'entrée 40° 9. — A défaut de salicylate de bismuth on lui donne grammes d'acide salicylique : un à 8 h. l'autre à minuit.

13. — A 8 h. 37°3, à 10 h. 38°5 R. 128. Soir 40°1. Malaga, café, vin, lait, œufs.

14. — M. 40-8 P. 140. — L'état est des plus graves ; j'ajoute 4 gr. ext. de quinquina à 11 h. 41°3. Je fais donner immédiatement un lavement phéniqué, (0,50) et à partir de 2 h. 6 gr. de salicylate de bismuth, (1 gr. toutes les 3 heures). Soir 39°5.

16. — M. 39°8 même traitement S. 40° ;

17. — M. 39°5   id.   S. 39°

18. — M. 39°5 Pouls 140 id   S. 38°9.

19. — M. 38°5   id.   S. 38°4.

20. — *Apyrexie* M. 37° — S. Le pouls diminue de fréquence.

21. — M. 37°. — 3 gr. salicylate. S. 37°,9 ;

22-23-24. — Apyrexie. — L'état général de la malade est excellent. — On l'alimente avec précaution.

Le 25. — La température remonte le soir à 38°,2 ;

26. — M. 38°,0. Le pouls redevient fréquent. S. 38°,2 ;

27. — M. 38°,1.   S. 38°,7 ;

28. — M. 38°,3, 4 gr. salicylate de bismuth. S. 38° ;

29. — M. 37°, 9, p. 92.   S. 37°,9 ;

30. — M. 38°,5. Constipation, lavement. S. 37°,9 ;

31-1 et 2. Pas de fièvre.

Le 2, sous l'influence d'une émotion, accès de fièvre violent. — Le lendemain, on rend le salicylate et la malade reste apyrétique jusqu'au 7.

De nouvelles émotions, et la fatigue lui donnèrent encore de la fièvre pendant quelques jours. — La convalescence commença le 12 et fut assez longue.

Cette observation est encore plus intéressante que la précédente, car l'état de la malade était plus grave et paraissait même désespéré. Cependant, en 6 jours, du 15 au 20, la température tomba de 41°,3 à 37. Quelques jours après il y eut une rechûte, dont le salicylate eut encore raison.

En somme, onze malades sur vingt traités, ayant des fièvres typhoïdes bien caractérisées, mais différant de gravité, ont vu leur température, jusque là très élevée, s'abaisser, en quatre ou cinq jours, sous l'action du salicylate de bismuth, en même temps que tous les autres phénomènes fébriles disparaissaient. Chez deux de ces malades, il y a eu une rechûte qui a cédé au salicylate ; de sorte que les cas où l'action a été abortive peuvent être portés à *treize*.

B. *Cas dans lesquels le salicylate a eu une action modéra-trice.* — J'ai dit que dans ce cas le traitement avait paru amender les symptômes et modérer la gravité de la maladie. Il suffira pour le démontrer de citer les faits.

Obs. XII. — Dupont, Jules, 15 ans. Entré le 28 septembre. Il n'y a pas eu de malades dans son entourage et il n'était pas souffrant jusqu'au 21 septembre. Il fut pris ce jour-là d'une faiblesse. Depuis, il a de la fièvre, de la céphalalgie et mal dans le ventre. Il a aussi mal dormi. Ni épistaxis, ni diarrhée. T. 39°. P. 86.

29. — M. 39°,2. P. 76. R. 20. — Insomnie. Rêvasserie. 5 gr. salicylate de bismuth. S. 39°.

Graduellement, pendant trois jours, la température s'élève au dessus de 40°. Le malade a un aspect typhique des plus prononcés. — A partir du 6, il a du délire la nuit et est de plus en plus prostré. On doit élever la dose de salicylate à 8 grammes, ce qui fait céder la température et l'ensemble des phénomènes généraux ; mais on ne peut continuer à cause des progrès de la prostration qui font craindre l'action dépressive du salicylate. On le supprime pendant deux jours, puis, on le reprend et on conduit ainsi le malade jusqu'au 19, début de la convalescence. — Depuis le 13, la température n'atteignait pas 38° et les phénomènes généraux s'amendaient graduellement.

Dans ce cas, on ne peut, me semble-t-il, nier que le salicylate ait eu une action, mais elle a été certainement beaucoup moins nette que dans les précédents et surtout elle ne s'est pas exercée sur la durée de la maladie.

Obs. XIII. — Frèle, Jean, 26 ans. Entré le 25 août. Depuis trois semaines, il se sent fatigué, n'a point d'appétit, dort mal. Il y a huit jours, ces symptômes se sont accrus et il a pris le lit qu'il n'a plus quitté. Céphalalgie, insomnie, épistaxis, etc., 40°.

26. — 39°,9. P 104. R. 40. Nombreuses taches sur le ventre et la poitrine. 6 gr. salicylate. S. 40°,1 ;

27. — 39°,8. P. 100. R. 32. 8 gr. salicylate. S. 39°,8 ;

28. — 39°,5. P. 96. R. 32. id. *Soir*. P. 92. R. 28. T. 38°,6 ;

29. — La journée d'hier et la nuit ont été excellentes. Amendement de tous les symptômes. 1 paquet à 6 h. 1/2 ; à 7 h. 39°, à 9 h. 37°,6. P. 90. R. 28. Ventre assez sensible.

30 et 31. — Même état.

1er septembre. — Hémorrhagie intestinale abondante. Après la seconde, état syncopal. Le 2 : 40°,2. P. 124. R. 26. On l'ausculte et on constate à la base du poumon gauche, en arrière, des râles crépitants et du souffle. Jusqu'au 7, la température est à cheval sur 40°. Puis elle fléchit au-dessous de 39°.

Le 9, amélioration, mais le 10, nouvelle poussée congestive à la base droite. La température reste élevée jusqu'au 20. Pendant ce temps, l'état du malade est extrêmement grave et on dut il, plusieurs fois, lui faire des injections d'éther. A partir du 20, l'amélioration commence et la convalescence arrive vers le 30.

Les effets du salicylate ne se firent sentir qu'au début ; dès que se produisit la congestion pulmonaire son action fut nulle.

Obs. XIV. — V......, E., 18 ans. Entrée le 24 novembre. Début brusque, par un frisson, le 18. Depuis fièvre et diarrhée. — Au moment de l'entrée, fièvre intense, délire, râles nombreux dans la poitrine. Taches rosées, 40°. Surdité prononcée, délire.

25. — M. 40°,1. S. 40°,1. 5 gr. salicylate de bismuth;

26. — M. 39°,7. P. 116. Respiration fréquente. S. 39°,5. Potion avec extrait de quinquina et alcool;

27. — Bonne nuit, cessation du délire. M. 38°,5. P. 96. Respiration régulière. S. 37°,8;

28. — Journée et nuit bonnes. Deux selles. M. 37°,6. P. 84;

Sans cause connue, la fièvre reparaissait dans la journée, ainsi que le délire et à 5 h. la température montait à 40°,2.

29. — M. 40°. Pouls 116;

On constata l'existence d'une pleuro-pneumomie qui fut longue et grave.

La température tomba vers le 8 décembre et les suites furent longues.

Dans ce cas comme dans le précédent, les effets immédiats du salicylate furent satisfaisants, mais une complication pulmonaire vint les interrompre.

Obs. XV. — E. D......, 15 ans. Entrée le 30 novembre. Cas tout à fait analogue aux précédents et prêtant aux mêmes considérations. La fièvre typhoïde fut grave et assez longue, mais la convalescence fut rapide.

C. *Cas dans lesquels l'action du salicylate fut nulle.* — Inutile de donner de longs développements sur cette dernière série. Il me suffira de dire qu'elle comprend cinq cas, tous très graves et que deux se terminèrent par la guérison et trois par la mort.

Les deux qui se terminèrent par la guérison sont :

Obs. XVI. — Celui d'un jeune homme de 25 ans, qui entra à la fin du troisième septenaire d'une fièvre typhoïde des plus graves. Le salicylate eut peu d'action sur son état et ne l'empêcha pas d'avoir toute sorte de complications (congestion pulmonaire, trombus, péritonite, etc), cependant la guérison fut complète.

Obs. XVII. — Jeune garçon de 11 ans, qui entra à la période de convalescence d'une fièvre typhoïde. Il fut pris une seconde fois à l'hôpital et considéré comme perdu pendant deux ou trois jours. Le salicylate ne lui rendit pas de services apparents ; cependant la seconde convalescence fut très rapide. Est-ce au traitement qu'il faut l'attribuer ?

Voici maintenant quelques détails sur les trois malades morts :

Obs. XVIII. — Delfosse, Narcisse, 24 ans. Entré le 2 septembre 1882, mort le 18 octobre de *perforation intestinale.*

Entré après trois semaines de maladie, il eut dès son entrée des signes de péritonite. Malgré le salicylate, sa température se maintint élevée. Je le considérais comme sauvé lorsqu'il succomba à une péritonite aiguë, suite d'une perforation.

Obs. XIX. — Colin, Angéline, 21 ans. Entrée le 6 octobre, morte le 11 d'*hémorrhagie intest'nale.* Cette malade avait donné ses soins à une de ses sœurs atteinte de fièvre typhoïde. Au moment de son entrée elle était alitée depuis une douzaine de jours. Son état ne paraissait pas très grave quoique sa température fut à cheval sur 40°. Je lui donnai 5 gr. de salicylate de bismuth, à partir du 9, parcequ'elle prenait un aspect typhique plus accusé. Le soir, la température ne dépassait pas 39°,6.

9. — M. 39°.   S. 39°,2;

10. — M. 38°,5 P. 96. S. 30°,5. Etat satisfaisant pendant la journée et la nuit.

11. — Pendant la nuit une selle hémorrhagique (on dit un demi-vase). Grande pâleur. Pouls pet't et fréquent. Sans qu'aucune nouvelle selle se fut produite, état syncopal le matin. Abaissement de la température. A 9 h. 35°,9. Injections d'éther, alcool, électrisation, mort à 10 h.

Les parents s'opposèrent à l'autopsie.

Depuis plus de vingt ans que je fréquente les hôpitaux, c'est le premier cas de mort subite par hémorrhagie intestinale auquel j'ai assisté. Ce fut pour moi un grand sacrifice que de ne pouvoir faire l'autopsie.

Obs. XX. — Albert Werbrouck, infirmier, 21 ans. Entré le 27 décembre au neuvième jour de sa maladie. Sa fièvre typhoïde fut des plus graves et, malgré le salicylate de bismuth, donné à la dose de 6 gr., la température resta élevée. Il y eut une complication de pleuro-pneumonie à la base gauche et pendant quatre jours, malgré tout ce qu'on put faire, le thermomètre ne descendit pas au-dessous de 40°,5. A partir du 13, il y eut une chûte graduelle, coïncidant avec une amélioration et le 20 la température ne dépassa pas 38°. Pendant plusieurs jours, je crus à une convalesceuce franche ; mais, à partir du 26, il avait une exrcerbation vespérale inexpliquée. — Le 29, à la suite d'une quinte de toux, il rendait une assez grande quantité de crachats infects bruns, verdâtres. Cette expectoration cessait pendant la journée pour recommencer le lendemain. En même temps, le malade cessait de manger et était extrême.lent faible. — A l'auscultation·, je constatais à la base gauche, au niveau de la gouttière costo-diaphragmatique, dans le voisinage de la colonne vertébrale, l'existence d'un souffle assez semblable à un souffle caverneux.

L'affaiblissement alla croissant et le malade succomba le 6.

Cette fois encore j'eus le regret de ne pouvoir faire l'autopsie parce que le malade était infirmier. — Je crois qu'il existait, au niveau de la partie soufflante, un lambeau de poumon sphacelé. C'est la lésion que j'ai trouvée dans deux cas analogues, dont l'un a dû sa guérison à la pleurotomie.

Tels sont les faits : sur vingt, ou plutôt vingt-deux cas, treize fois l'action du salicylate parut abortive, quatre fois elle fut modératrice et cinq fois elle fut nulle.

Avant d'exposer les diverses interprétations possibles de l'action du salicylate, il est bon de rechercher si, à côté des effets utiles, il ne s'est pas produit des troubles particuliers chez les malades soumis à l'administration de ce médicament.

Mon attention avait été d'abord éveillée par les accusations portées par de nombreux observateurs, contre l'acide phénique, l'acide salicylique et le salicylate de soude. Elle le fut bien davantage lorsque je connus le mémoire de M. Vulpian, dans lequel il est dit que le salicylate de bismuth provoque des épistaxis et des hémorrhagies intestinales, de la dyspnée et du délire.

Chez tous mes malades, je notai donc avec le plus grand soin, l'état de la respiration et des fonctions intellectuelles et les diverses hémorrhagies qui se produisirent. Voici le résultat de mes constatations.

Epistaxis. — Elles furent très rares chez tous mes malades et chez aucun elles ne furent, ni suffisamment abondantes ni suffisamment fréquentes pour mériter le nom d'accident.

Hémorrhagies intestinales. — Elles se produisirent, très abondantes, chez deux de mes malades : l'un (ob. XIIIe), guérit après avoir été, pendant plusieurs jours, dans un état de faiblesse tel qu'on dut lui faire deux et trois injections d'éther dans les 24 heures ; l'autre (obs. XIX) succomba rapidement à sa première hémorrhagie, quoiqu'en apparence, elle n'eut pas été extrême, puisqu'il n'y eut qu'une seule évacuation. Ces deux faits suffisent-ils pour affirmer que l'administration du salicylate provoque des hémorrhagies intestinales ? Je ne crains pas d'affirmer le contraire ; car, pendant que je poursuivais mes expériences, j'eus l'occasion d'observer deux autres cas d'hémorrhagie intestinale, survenus l'un et l'autre en dehors de tout traitement salicylique.

Dyspnée. — Je ne la notai que chez deux malades, encore fut elle peu prononcé. Il est vrai que ces deux malades furent ceux auxquels je donnai les doses les plus élevées (10 gr.) de salicylate. Le lendemain du jour où j'interrompis le médicament, la dyspnée avait disparu.

Délire. — Il fut rare et une seule fois attribuable au salicylisme. C'était plutôt du subdélirium que du délire vrai. Dans ce cas il y avait aussi de la surdité.

Je dois signaler, à côté des accidents sus-énoncés, une

certaine *dépression des forces* que j'ai observée presque toujours lorsque de fortes doses (8 à 10 gr.) de salicylate étaient administrées pendant trois ou quatre jours, Cette dépression ne subsista jamais après la cessation du médicament.

L'impression qui résulte de la lecture des faits qui précèdent, diffère sensiblement de celle qu'éprouve M. Vulpian et qu'il a traduite dans son mémoire. Je suis porté à l'attribuer à la différence des doses employées et peut être aussi à la composition du médicament. Tandis que M. Vulpian administra, dans presque tous ses cas, 10 et 12 grammes, ma dose maximum fut 10 gr. et elle fut rarement atteinte. Mes meilleurs effets furent obtenus avec 5 et 6 grammes. Quant à la composition du médicament il m'a été affirmé que celui que j'employais ne contenait que 3 % d'acide salicylique en excès, tandis que celui de M. Vulpian, d'après l'analyse de M. Ragaucy, contenait 25 à 30 %.

Mode d'action du salicylate de bismuth. — Il est difficile de déterminer actuellement le mode d'action du salicylate de bismuth. A-t-il une action antiseptique sur les matières contenues dans l'intestin et par là s'oppose-t-il à l'auto-infection ? A-t-il, en même temps, une action sur les ferments pyrétogènes qui se trouveraient dans le sang et dans certains viscères ? Agit-il au contraire sur l'axe gris de la moelle et particulièrement sur le centre modérateur de la chaleur ?

Les expériences physiologiques, pas plus que les observations cliniques ne permettent de répondre. Deux faits seulement paraissent résulter des observations cliniques que je viens de citer et des expériences de laboratoire : c'est que le salicylate de bismuth, en dehors de l'organisme, agit puissamment sur les ferments organisés et que, administré à des typhiques, dans la moitié des cas au moins, il modère et arrête, en quelques jours, les divers phénomènes fébriles.

Il est assez rationnel de penser qu'il existe un lien étroit entre ces deux faits et que l'abaissement de température et la disparition des divers phénomènes fébriles, s'expliquent par l'action antiseptique du salicylate sur le contenu de l'intestin et les diverses parties ulcérées de la muqueuse intestinale. Cela n'est cependant pas prouvé, aussi me garderai-je de l'affirmer. Je ne puis cependant m'empêcher de faire remarquer que cette interprétation se trouve d'accord avec les récents travaux de Klebs et de Eberth, sur le bacillus de la fièvre typhoïde (1).

Les recherches du professeur de Prague, confirmées par celles du professeur de Zurich, attribuent à une infection, d'abord intestinale plus tard généralisée, les divers phénomènes de la fièvre typhoïde. Il serait donc indiqué d'empêcher la multiplication de l'agent infectieux dans l'intestin et

---

(1) D'après Klebs (de Prague), la fièvre typhoïde serait due à un microbe spécial, qui se présente sous la forme de bâtonnets ou de filaments, dont quelques-uns contiennent des spores (*).

Ces microorganismes ont été trouvés par lui, suivant la période de la maladie pendant laquelle la mort s'est produite :

1° Dans l'intestin (d'abord dans les glandes de Lieberkühn, plus tard dans le tissu adénoïde, compris entre ces glandes, et dans les plaques de Peyer, plus tard enfin dans la sous-muqueuse jusqu'au voisinage de la tuniquo musculaire);

2° Dans les ganglions mésentériques ; 3° dans la rate ; 4° daus les poumons (parties atteintes de pneumonie hypostatique) ; 5° dans le cerveau.

Il les a trouvés aussi dans les abcès, si fréquents chez les typhiques, dans les ulcérations du larynx, dans les reins, le muscle cardiaque, etc.

Dans ces divers sièges il a trouvé le même microbe, d'autant plus abondant que les fonctions de l'organe étaient plus troublées. Il l'a cultivé et, après plusieurs tentatives d'inoculation, il a réussi à produire chez le lapin et le pigeon des lésions anatomiques parfaitement semblables à celles de la fièvre typhoïde.

Eberth (de Zurich) de son côté a trouvé dans les organes lymphatiques de l'abdomen (muqueuse intestinale, ganglions mésentériques, rate) des bâtonnets dont les caractères répondent à ceux signalés par Klebs. Grâce à une préparation communiquée par ce dernier, il a constaté que les bâtonnets décrits par le professeur de Prague et les siens étaient identiques.

Klebs résume comme suit la marche de la maladie : Le bacillus typhosus, ou ses spores, arrivés par l'intermédiaire de l'air dans la bouche et le pharynx, sont

---

(*) Entre les bâtonnets et les filaments on observe toutes les transitions, de sorte que les derniers peuvent être considérés comme dérivant des premiers.

dans l'économie tout entière. Or, ainsi que je l'ai indiqué, le salicylate de bismuth, à cause de son action énergique sur les ferments organisés et de son insolubilité qui lui permet d'arriver en partie, sans être absorbé, jusqu'à la portion inférieure de l'intestin, est particulièrement propre à cette fin et les effets que j'ai obtenus de son emploi, n'ont rien qui doive surprendre. On ne doit pas être surpris non plus, si les idées de Klebs et d'Eberth sont exactes, du nombre d'insuccès que j'ai signalés. Ils seraient dus à ce qu'il y aurait eu, en dehors de l'intestin, d'autres centres de multiplication du microbe, centres que ne pouvait atteindre le salicylate. On s'expliquerait l'effet antipyrétique temporaire constaté dans ces cas, non plus par l'action antiseptique sur le contenu de l'intestin, mais par

---

entraînés avec la salive et les aliments dans l'estomac. Arrivés dans l'intestin grêle, ils produisent par leur multiplication une inflammation catarrhale diffuse et commencent à pénétrer dans la muqueuse. Ce stade anatomique correspond à la période d'incubation de la maladie, période caractérisée par l'anorexie, l'abattement, de légers mouvements fébriles, etc. A cette époque la maladie est encore toute locale ; ce n'est que plus tard, lorsque le bacillus a fait irruption dans l'économie, que l'on se trouve devant le deuxième stade classique, le stade de l'infection, caractérisé par la fièvre, les symptômes cérébraux, etc. En même temps le processus inflammatoire intestinal se concentre sur les plaques de Peyer, qui finissent par être nécrosées et éliminées.

Les microbes, de leur côté, peuvent se multiplier dans la rate, le cerveau, le poumon et y produire des désordres plus ou moins graves.

Il peut arriver que le bacillus typhosus se développe d'abord dans les poumons ; la maladie commence alors sous l'aspect d'une pneumonie ; à l'autopsie les lésions intestinales sont plus récentes que les lésions pulmonaires.

Les lésions primitives de l'intestin ne sont pas toujours en rapport direct avec les lésions secondaires des autres organes, en ce sens qu'à des altérations étendues et profondes de l'intestin correspondrait une perturbation proportionnelle des autres fonctions. Les autopsies démontrent que les ulcérations intestinales peuvent être des plus marquées, alors que l'infection générale est presque nulle : tels sont les cas de *typhus ambulatorius*. Le rapport inverse est également possible. En un mot, la fièvre typhoïde comprend deux maladies distinctes, la lésion intestinale locale et l'infection générale avec localisation dans différents organes. Ces deux états coïncident dans une partie de leur durée. La première précède la seconde et celle-ci est en pleine évolution lorsque déjà les lésions de la première sont en voie de restauration. (Voir le compte-rendu des travaux de Klebs et de Eberth dans la *Revue médicale* de Louvain, février 1882, et dans la *Gaz. hebd.*, mai 1883.)

l'absorption de l'acide salicylique et son action sur le sang ou le système nerveux central.

Quoiqu'il en soit de ces explications, qu'il ne faut pas confondre avec les faits eux-mêmes, dans un nombre de cas qui, d'après mon expérience, dépasse la moitié, le salicylate de bismuth aurait enrayé la fièvre typhoïde, et dans un cinquième il l'aurait modérée. Il est raisonnable de penser que pris pendant la période, dite à tort, prodromique, lorsque l'infection semble être purement intestinale, son efficacité serait encore plus grande et que le nombre des fièvres avortées s'accroîtrait. Qu'arriverait-il si, au lieu de donner le salicylate de bismuth aux malades, on l'administrait à ceux qui sont menacés de le devenir ? Je l'ai essayé une seule fois et dans l'entourage de mon typhique aucun cas de fièvre typhoïde ne s'est produit.

36

PRINCIPAUX TRAVAUX DE L'AUTEUR :

De la nature de l'endocardite ulcéreuse. — Paris, Delahaye, 1871.

De la péritonite rhumatismale (*Société médicale d'émulation* et *Union médicale*, 1872).

Des paralysies périphériques (Thèse d'agrégation). — Paris, Delahaye, 1875.

De l'intoxication saturnine (*Revue scientifique de Bruxelles*, 1877).

Histoire sanitaire des fabriques de céruse à Lille, depuis 1866 jusqu'à 1878 (Extrait des *Annales d'hygiène publique*, 1878).

De l'atrophie musculaire dans la péri-arthrite scapulo-humérale (*Gazette hebdomadaire*, Paris, 1878).

Note sur deux cas de rhumatisme articulaire graves traités par le salicylate de soude (Ibid., 1878).

Métalloscopie et Métallothérapie (*Revue scientifique de Bruxelles*, 1878).

Des localisations cérébrales (Ibid., 1878).

Des pseudo-exanthèmes aigus rhumatismaux (*Journal des Sciences médicales de Lille*, 1879).

Des localisations cérébrales; faits négatifs (Ibid., 1879).

Applications de l'électricité au diagnostic et au traitement des maladies (*Journal des Sciences médicales de Lille*, 1879).

Note sur deux cas de fièvre puerpérale (*Revue médicale*, 1879).

Fonte purulente des ganglions cervicaux simulant un mal de Pott (Ibid.).

Dégénérescence caséeuse des organes génitaux, tuberculisation pulmonaire, abdominale et méningée consécutives (Ibid.).

Note sur un cas d'anévrisme de l'aorte comprimant la bronche gauche et ayant amené une dilatation des bronches limitée à un côté (communiquée à la Société médicale des hôpitaux de Paris et insérée dans l'*Union médicale*, 1879).

Note sur un cas de rupture de l'aorte dans le péricarde, suivie d'apoplexie pulmonaire (Ibid.).

Hémi-atrophie de la face (*Journal des Sciences médicales de Lille*, 1880).

Contagion de la grippe (Ibid.).

Contagion de la rougeole (Ibid.).

De l'acide phénique considéré comme agent antipyrétique; 1er mémoire lu à l'Académie de médecine, le 8 septembre 1880.

Idem; 2e mémoire communiqué le 30 novembre 1880 (*Gazette hebdomadaire* et *Journal des Sciences médicales*).

Acide phénique et bains froids (Ibid.).

Lavages phéniqués intra-utérins (Ibid., 1881).

De l'acide phénique appliqué au traitement de la fièvre; réponse à M. Raymond (*Gazette médicale de Paris*, 1881).

Salicylate de soude et Albuminurie (1882).

Le magnétisme devant la religion et devant la science (1882).

Note sur le traitement des aphonies nerveuses par l'électricité (1882).

Action comparée de l'acide phénique et du salicylate de soude (*Journal des Sciences médicales de Lille*, 1882).